Nathalie Chapuis

Le journal de la peau par Ncnaturellement

Nathalie Chapuis

Le journal de la peau par Ncnaturellement

La peau est l'expression la plus extérieure de notre être le plus intérieur

Éditions Vie

Imprint

Cover image: www.ingimage.com

Publisher:
Éditions Vie
is a trademark of
Dodo Books Indian Ocean Ltd. and OmniScriptum S.R.L publishing group

120 High Road, East Finchley, London, N2 9ED, United Kingdom
Str. Armeneasca 28/1, office 1, Chisinau MD-2012, Republic of Moldova, Europe
Printed at: see last page
ISBN: 978-613-9-58970-8

Sommaire

Qui suis-je ?

Pendant 10 ans j'ai été commerciale, pour une marque de cosmétique Monégasque en tant que vendeuse indépendante. Des produits aux actifs, naturels, sans colorant ni parfum, cependant faisant partie de l'industrie de la cosmétologie. Ce qui veut dire, perturbateurs endocriniens pétrochimiques. Nous proposions également un panel de phytothérapie sous forme de gélules.
Cela m'a permis de commencer à me former dans les plantes ....un monde si vaste, si complexe, si passionnant et si efficace.

La stratégie commerciale était bien réfléchie. Passant par le biais de parrainages, vous receviez, chez vous, gracieusement, un soin du visage d'une heure. Le but étant de faire acheter une gamme et de fidéliser.

Je me suis passionnée pour ce métier, j'ai été première vendeuse de France pendant 3 années de suite, j'ai également créé ma propre équipe de commerciales, j'étais recruteuse, formatrice et manager.
Pour moi c'était très facile, prendre les rendez-vous par téléphone, aller chez les femmes pour prendre soin d'elles, j'adorais ça.
Analyser la peau, déterminer son type et sa nature et définir ses besoins. Comprendre leurs habitudes de soins et leurs rituels afin d'adapter un programme de soins gestuels, qui serait accompli au quotidien avec plaisir.
Au delà des besoins de la peau, je devais faire passer à la cliente des ressentis de bien-être, d'écoute, et leur apporter un résultat visuel immédiat. Créer une complicité avec la personne pour son bien-être était un challenge.

Cette méthode, je l'ai gardée.

Je me suis rendue compte, que dans le quotidien des femmes, de tous âges, s'arrêter un moment pour soi, se regarder, prendre du recul tout simplement est énorme; qu'une conseillère prenne le temps et l'attention pour elles, semblait une bouffée d'oxygène.

D'autant plus que cette bouffée était de nouveau ressentie sur la peau après le soin au moment du nettoyage, comme débarrassée d'un poids. Le poids des cellules mortes, mais pas que.... Ca allait au delà de la peau.

J'avais fait le tour, de ces méthodes commerciales, et je ressentais ce besoin d'aller plus loin, dans l'écoute, dans le mieux-être des personnes, sans arrêter les soins du visage, le toucher, les conseils. J'ai alors cherché par quelle médecine parallèle, dîte douce je pourrais me diriger.
Etant une femme qui aime la nature, les sports et loisirs de plein air, le ski, la raquette, les randonnées, le parapente, la via ferrata, la plongée sous marine. Vivant dans une région merveilleuse bordée de montagnes avec le lac Léman. Profitant d'une maison entourée d'arbres, au bord d'une rivière, bercée par le chant des oiseaux.

La naturopathie m'a alors parue évidente, vu ma passion pour les plantes et les techniques naturelles.
Le suivi psycho émotionnel m'est apparu comme indispensable dans ma sphère de travail, et que les émotions, clefs de presque tout dérèglements de l'homme, seraient ma base.
J'ai donc repris des études et ouvert mon cabinet. J'utilise plusieurs méthodes, outils différents, qui se tournent dans la même direction, le mieux-être partant des émotions vécues et ressenties au présent.
En gardant le principe : Ne peut être guéri que celui qui le désire.

La naturopathie c'est quoi ?

Elle consiste à prévenir des troubles de la santé. Apaiser et accompagner.
La naturopathie est une approche médicale naturelle, dont les racines remontent à l'Antiquité. Elle met en œuvre différentes approches thérapeutiques complémentaires. Elle vise à préserver,

renforcer ou à restaurer l'équilibre naturel de l'organisme, en plaçant l'hygiène de vie au cœur de la prise en charge.

Les remèdes utilisés sont des moyens naturels. Les plantes sous toutes leurs formes, les huiles essentielles et leurs dérivés, tisanes, cataplasmes ....des conseils en nutrition en tant que base d'une bonne santé mais aussi avec différents outils, adaptés à la personne.

La Naturopathie est un ensemble de méthodes et de techniques, qui recherche les causes de la maladie et évalue un bilan de vitalité. Elle enseigne la nécessité de mettre en pratique les lois de la Vie pour rétablir ou conserver la santé naturellement. La Naturopathie analyse le terrain et l'individu dans sa globalité.

Sans oublier que pour moi, c'est avant tout une médecine humaine.

NcNaturellement c'est qui, c'est quoi ?

C'est Nathalie Chapuis qui a créé un cabinet qui vous amène naturellement dans un monde sensoriel et émotionnel.
Pour vous aidez naturellement à trouver un équilibre, une hygiène de vie en respectant vos vies, professionnelles, sociétales et familiales, selon vos goûts et vos envies.
A trouver l'homéostasie de votre corps, c'est à dire l'équilibre physiologique et à maintenir votre capital santé.
A construire naturellement votre propre trousse de vie, en y mettant toutes les formules dont vous pourriez avoir besoin tout au long de votre vie.

Pour cela, j'ai voulu amener dans ma sphère de travail, plusieurs outils.

L'accompagnement psycho émotionnel, avec des séances de fleurs de Bach en alliant les pensées et la psychologie positive.

2 soins du visage, accompagnés d'un coaching et d'un bilan de ce que révèle votre peau et ses besoins, en alliant vos émotions du jour.

2 Techniques de beauté et de santé anciennes.
-Les ventouses faciales, véritable lifting au naturel. Elles stimulent la production de collagène, d'élastine et d'acide hyaluronique tout en tonifiant les muscles du visage.
-Le brossage corporel à sec, qui aide la peau à éliminer les cellules mortes accumulées en surface. Aide la peau à respirer, ce qui permet de mieux nourrir et oxygéner les tissus, en lui laissant une véritable douceur.
Ces 2 soins agissent sur le drainage lymphatique.

2 massages du visage et du corps. De véritables lâchers prise .

Des séances de bougies Hopi, qui au delà de la sphère ORL, restent un décongestionnant cérébral et un lâcher prise, pour meilleure écoute....

AH ! Très bien, maintenant mettons tout ceci au profit de la peau.
Objectif : Prise de conscience..... ma peau, ma meilleure amie, une alliée d'envergure.

Chapitre I.
Notre peau, qui est-elle ?

Tout d'abord, quelques chiffres.

L'objectif est de simplifier, pour que vous puissiez retenir le maximum d'informations, pour mieux comprendre et protéger votre peau, mais aussi en prendre le plus grand soin.

Cette peau que l'on appelle également « tégument » (du latin tégumentum, qui signifie, couverture), est l'enveloppe de notre corps.

Un organe à part entière, qui joue un rôle essentiel. C'est celui qui est le plus exposé du corps humain ainsi que le plus grand, **2 mètres carrés environ, pesant de 3 à 5 kg,** ce qui représente 16 % du poids total de notre corps. Enorme. Rien que notre visage à pas moins de 50 muscles.

Selon les endroits du corps, l'épaisseur de la peau varie. Je dis toujours, on a 4 sortes de peaux.
Le contour des yeux et des lèvres, la plus fine. Le visage, le corps et la paume des mains et des pieds.
On n'apportera donc pas les mêmes soins selon les parties traitées.

Ces quelques chiffres sont bons à savoir, mais retenez en un principalement « L'eau » En effet notre peau est constituée de **70% d'eau**. Ce que nous retiendrons là, c'est que la source principale pour une peau saine est l'hydratation.

Les **protéines 2,7%.** Structurelles, la kératine et le collagène fabriquent la peau, les ongles, les os, les tendons et les ligaments. Grâce à elles, la peau est élastique.

Les 2% de matières grasses apportent l'énergie.

0,5% de sels minéraux et oligo-éléments. Un petit chiffre en pourcentage, mais les 5 oligo-éléments présents dans notre peau, sont indispensables. Le cuivre, le sélénium, le manganèse, le zinc et le silicium. Ils interviennent dans le processus de vieillissement et des pathologies, tels que les inflammations.
Ils jouent un rôle sur l'acné, l'oxydation, sont protecteurs des radicaux libres, (ces méchantes bébête qui s'attaquent à nos cellules) aident à la cicatrisation, la réparation cellulaire et le collagène.

Les glandes sudoripares, elles se trouvent dans le derme. Ce sont elles qui sécrètent la sueur. 5 millions sont réparties sur tout le corps.

L'épiderme se renouvelle ainsi naturellement en 21 à 28 jours.
Les kéranocytes mettent 45 jours de l'hypoderme à l'épiderme pour devenir des cellules mortes et des squames. Elles sont naturellement évacuées par la sueur et le sébum. On perds 1/2 kilos de peau par an.

5 millions de cellules sensorielles.

Comment fonctionne la peau ?

Sa couleur varie selon la quantité de mélanocytes qui dépend des caractères héréditaires de chacun (ethnies) et de l'exposition au soleil.

Pour comprendre la suite, il faut savoir que ce tégument est constitué de trois couches de tissus, avec des rôles définis à chacun.

- L'épiderme, la couche superficielle
- Le derme, la couche intermédiaire
- L'hypoderme, la couche profonde

L'épiderme est protecteur avec ses cellules et sa kératine. Il est émetteur de la sueur, qui elle, est réfrigératrice et épuratrice. L'épiderme se compose de 4 couches, dont la couche cornée, qui constitue une véritable barrière de protection face aux facteurs exogènes (pollution, soleil, froid) et à la perte d'eau.

Le derme est un tissu conjonctif, qui soutient l'épiderme, protège le réseau vasculaire, qui est la micro circulation. Le derme se divise en deux couches et des fibroblastes.
Il est sensitif avec ses multiples terminaisons sensorielles. Producteur de substances et notamment la sueur avec ses glandes sudoripares. Elles sont surtout présentes au niveau des paumes des mains, sous les pieds et sur le front.

L'hypoderme est un isolant thermique avec son tissu adipeux. Il sert d'amortisseur entre le derme et les os. Morphologique, il modèle la silhouette en fonction de l'âge, du sexe et de l'état nutritionnel de l'individu. Il est énergétique, par le stockage des graisses et composé, entre autres, des glandes sébacées qui sécrètent le sébum, partie du film hydrolipidique qui protège l'épiderme.

Parlons du microbiote cutané. Ce bio film commensal joue un véritable rôle de protection de l'organisme face à des infections grâce à ses millions de bactéries au cm 2. Une faune indispensable. Chaque microbiote est unique. Le microbiote d'un individu se constitue dès sa naissance, une « carte d'identité » plus unique encore que notre ADN, devenue aujourd'hui très tendance.
Les 100 000 milliards de micro-organismes (bactéries, virus, levures, champignons) qui colonisent la peau, se nourrissent de peaux mortes, de squames, des sécrétions de sébum, du gaz des transpirations, d'acariens à la base de nos poils, cheveux et sourcils, de champignons (malassezia). Il participe également à la signature olfactive de la peau humaine.
Lui même a plusieurs fonctions : notamment de défense en libérant un antibiotique naturel, d'activation et de régulateur du système immunitaire qui aide à la cicatrisation. Il régule la production de bactéries, contre les virus, notamment le staphylocoque doré.
Un équilibre très fragile, dont il faut prendre soin. Attention au peeling, au savon trop acide, aux nettoyages trop intempestifs. Nous parlerons des précautions à prendre, à la fin de ce chapitre.

Quelles sont les rôles de la peau ?

Son premier rôle est d'être le manteau protecteur de notre organisme.
Elle est Imperméable, elle nous protège du soleil, des brûlures, de la pollution, des bactéries. C'est une barrière sur tous les fronts. Elle constitue l'interface entre l'organisme et l'environnement extérieur. Ce qui est vital.

En effet, que ces agressions soient d'ordre physique comme les facteurs mécaniques (blessures, écorchures, chocs ...) les facteurs thermiques (brûlures, gelées), les rayonnements UV, les facteurs chimiques (tensioactifs, solvants, allergène ...) ou d'ordre biologique (agents infectieux), le tissu cutané est quotidiennement soumis à de multiples attaques.

En plus de cette fonction d'obstacle à la pénétration d'éléments extérieurs, la peau permet de lutter contre la déshydratation en limitant l'évaporation de l'eau hors de l'organisme.

Cette barrière cutanée, appelée : « barrière épidermique », est en grande partie assurée par la couche la plus superficielle de la peau, l'épiderme, dont nous avons parlé, plus haut.

Grâce notamment au film hydrolipidique. C'est quoi ce nom encore ? C'est un film protecteur recouvrant la totalité de la surface de la peau. Il est constitué principalement de sueur, de sébum, de lipides, de cellules et d'eau et a pour principale fonction de défendre la peau contre les bactéries mais aussi de garder l'eau.
Je le compare souvent à l'isolant d'une maison.

La quantité et la composition du film hydrolipidique varie selon les parties du corps, mais également en fonction de facteurs exogènes (humidité de l'air, les saisons, l'alimentation...) et endogènes (stress, maladie....).

Information importante, le pH de la peau de 5,5, est moyennement acide. C'est cette acidité naturelle qui protège la peau des bactéries néfastes. Pour jouer son rôle de film protecteur et assurer sa fonction de barrière contre les agressions et la pénétration de substances étrangères, il est nécessaire d'une part de maintenir son acidité et sa proportion de lipides qui lui garantissent une protection anti microbiennes et d'autre part de préserver ses acides aminés et ses lipides qui sont les éléments clés, pour jouer son rôle d'hydratation de la peau. Nous verrons plus loin comment en prendre soin.

La peau a pour fonction de réguler la température du corps. On appelle cela la thermorégulation. Ceci grâce à la transpiration et la pilosité qui va maintenir la température du corps à environ 37°, ainsi que la fonction de transmission. En tant qu'organe du toucher et par ses aptitudes à sentir les vibrations, la douleur et la température, elle nous est très précieuse pour percevoir l'environnement et déjouer les pièges de la vie quotidienne, sentir qu'une casserole est chaude par exemple. La température ambiante, la météo.

La fonction sensorielle de la peau, elle nous est pratique. Parfois agréable parfois désagréable. 600 000 récepteurs par le touché dont 7600 aux pieds. Ces sensations de douceur ou de rugosité au toucher, de plaisir ou de douleur.
Les kératinocytes ont la même origine embryonnaire que les cellules de Merkel, autres cellules cutanées, dont le rôle sensoriel est connu depuis longtemps et qui possèdent des connexions avec les terminaisons nerveuses. Des travaux sont en cours sur l'hypothèse qu'il existe des connexions, entre les kératinocytes et les terminaisons des neurones sensoriels présents dans la peau.

Une autre mission fondamentale pour la peau, est celle d'émonctoire secondaire des reins et du foie. Elle permet d'évacuer les toxines. Double porte d'élimination, très importante. Même si l'élimination se fait de manière très discrète, la peau rejette des déchets sous forme de cristaux, à travers la sueur, grâce aux glandes sudoripares, et sous forme de colles, à travers le sébum secrété par les glandes sébacées.

La vitamine D, indispensable à la peau et à l'organisme. Notre peau, déclenche la synthèse de celle-ci, grâce à l'action des rayons ultraviolets B, les UVB du soleil qui nous permettent de la fabriquer.

Lorsque la peau est abîmée, elle se reconstitue spontanément. Aidée par le système immunitaire, elle passe par plusieurs phases pour se reconstruire :
Elle commence par éliminer de la plaie les débris et les bactéries qui peuvent y être restés. Mécanisme naturel. Il s'agit de la phase de détersion.
Puis l'arrêt du saignement, la coagulation.
Vient ensuite la phase de réparation à proprement parler. Des nouvelles cellules de tissu épidermique sont fabriquées, des vaisseaux se forment et les bords de la plaie se referment.

Les précautions à prendre

Pour ne pas altérer le film hydrolipidique et le microbiote cutané naturel. Dans un premier temps, il est important que le pH de nos cosmétiques soit neutre (7) ou légèrement acide pour la peau (5.5). Il est également conseillé d'opter pour des soins avec peu ou pas de conservateurs.
En effet, les conservateurs ont pour vocation d'inhiber le développement des micro-organismes. Leur défaut ? Ils ne sont pas capables de faire le tri entre les bactéries protectrices et les bactéries pathogènes.
Ces quelques mesures vous permettront de ne pas agresser votre microbiote, mais le monde des cosmétiques va aujourd'hui plus loin, en enrichissant ses formules de probiotiques.

Parlons des perturbateurs endocriniens. Ces substances chimiques d'origine naturelle ou artificielle étrangères à l'organisme. Elles peuvent interférer avec le fonctionnement du système endocrinien (les hormones) et créer des effets néfastes sur l'organisme d'un individu ou sur ses descendants. Nous en retrouvons dans quasi tous les cosmétiques et produits d'hygiène … ils sont dangereux pour la peau et pour la santé. Quelques phtalates et phénoxyéthanol sont à proscrire.

On évitera également les parabènes... des composés qui soit ont un rôle de conservateur dans ces cosmétiques, soit souvent un rôle de filtre anti-UV en particulier.

Concernant la dangerosité du contact avec la peau. Tout dépend du perturbateur endocrinien. La peau est effectivement une barrière, mais des substances la franchissent très bien. Ce qu'il faut absolument éviter, c'est le phénomène exponentiel de ces perturbateurs, par la multiplication de ceux ci contenus dans un produit, mais aussi par la fréquence d'utilisation de ce même produit. On choisira de préférence, une composition sans perturbateurs endocriniens pétrochimiques, simple, avec peu de principes actifs.

Quelle est la différence entre type et nature de peau ?

Notre type de peau, est déterminé par notre patrimoine génétique.
Il en existe 4.
Normale, mixte, grasse ou sèche.

- Si votre peau est uniforme, douce, lisse, et ne présente que peu d'imperfections, elle est d'un **type dit normal.**
- Si votre peau présente un excès de sébum sur la zone « T » (front, nez, menton), favorise un grain de peau irrégulier et des pores visibles et dilatés tandis que les joues présentent une peau normale avec un aspect mat et uniforme. Elle est d'un **type dit mixte.**
- Si votre peau à l'aspect luisant, huileux, principalement visible au niveau du visage et du cuir chevelu. La peau sécrète naturellement une substance grasse. Qu'elle a tendance aux boutons, points noirs, comédons et pores dilatés. Elle est **dite grasse.**
- Si votre peau est fine, sensible, et source de tiraillement Elle est **dite sèche.**

Sa nature, c'est le reflet de son état, ses ressentis, ses besoins. Elle peut-être déshydratée, fatiguée, sensible, réactive, allergique, encombrée, relâchée, colorée ...
C'est là, le reflet de votre vie, de votre hérédité, votre âge, de votre vécu, vos émotions, votre hygiène de vie ...

Chapitre II.
La peau, le reflet de notre vie.

Elle est le premier moyen d'identification géographique : on sait à peu près (ou on croit savoir) d'où vient la personne rien qu'avec la couleur de sa peau. Les peaux noires, d'Afrique ou des îles, les peaux bronzées d'Afrique du Nord, de l'Inde ou du Pakistan, les peaux claires plutôt d'Europe ou d'Amérique du Nord etc. Tout simplement parce que cette dernière s'est adaptée par le passé, s'adapte actuellement et s'adaptera encore à la région dans laquelle on vit.

La peau, c'est un tableau qui raconte notre histoire. Notre premier vêtement tissé de notre personnalité et de notre culture. Nous l'avons oublié, mais nous sommes d'abord des êtres sensibles avant d'être des êtres de raison et d'intelligence.
C'est grâce à cela que l'on voit que la peau fait partie de notre histoire, et elle changera de notre naissance à notre mort. C'est un organe « intelligent ». Elle peut réagir à la nourriture autant qu'à l'émotionnel.
Mais la peau, c'est aussi le premier organe « relationnel » : on ne peut toucher sans être touché, grâce aux récepteurs tactiles, fonctionnels dès la 7ème semaine de gestation. Elle a un passé, un présent et un avenir. Elle change selon la personne et non pas selon le problème qu'elle présente (par exemple, on peut prendre l'acné, qui dépend autant de notre comportement, que de ce que l'on mange, que de notre nervosité, en plus de la nature de la peau elle-même.)
La peau évolue au fil du temps, tout comme nous. Elle suit notre âge, elle s'étire, elle sèche, elle rend compte de nos problèmes physiologiques, elle vieillit et mûrit avec nous. Elle possède sa propre nature mais suit également notre nature émotionnelle.

Notre épiderme se fragilise avec le temps, s'affine, se creuse et perd en tonicité, étape logique de la vie.
Plusieurs facteurs agissent sur l'apparition des rides dont l'hérédité et les ultraviolets.

Certes l'hérédité joue un rôle important dans l'apparition précoce ou tardive des rides, la peau blanche mal protégée du soleil vieillit plus rapidement, les peaux sèches se rident plus précocement que les peaux grasses. Les variations de poids notamment, et les régimes peuvent modifier sa physiologie, son apparence. La perte de poids entraine un relâchement cutané. Le tabac, l'alcool, le stress oxydatif et enfin l'exposition solaire accrue durant l'enfance et l'adolescence accélèrent le vieillissement cutané.

L'hygiène de vie saine est essentielle pour maintenir une peau en bonne santé et prévenir ainsi les effets du vieillissement de la peau. Cette hygiène comprend trois aspects essentiels :
une alimentation saine,
un rythme de vie sain,
un entretien de la peau.

Ce qui permet de prévenir les effets du vieillissement est d'apporter les nutriments essentiels à la peau avec des aliments sains, une alimentation dîte vivante, avec des règles de bases, afin d'éviter le teint brouillé et le grain de peau incertain, il faut éviter les acides gras trans qui sont présents dans les viennoiseries, charcuteries, sandwichs et pizzas industriels qui vont dérégler les glandes sébacées et faire graisser la peau. En revanche il faut privilégier les crudités, qui conservent toutes leurs vitamines, et les accompagner d'huile d'assaisonnement de bonne qualité et bio, comme l'huile de germe de blé, d'olive ou de colza. Pensez aux fruits secs, qui apportent à la peau de nombreux oligoéléments. Boire du thé vert (sauf en cas de carence de fer) au quotidien, qui apporte des polyphénols bons pour l'éclat du teint.
Selon les besoins de la peau, nous allons consommer des légumes riches en eau ou contenant du bon gras, comme le concombre pour l'eau et l'avocat pour les graisses. Des plats à base de poisson gras pour les omégas 3. Un bilan avec votre naturopathe est préconisé pour établir le bon équilibre qui vous convient.

Boire beaucoup d'eau pour éliminer les toxines. L'eau sert également à avoir un joli teint et éviter les boutons disgracieux. En effet, au même titre que le foie, les reins, l'intestin et la vessie, l'épiderme est un organe d'élimination des déchets, je le dit et re dit. Si l'un des émonctoires du corps fonctionne au ralenti, les autres sont appelés à la rescousse. Cet engorgement favorise une inflammation susceptible d'entraîner des maladies inflammatoires telle que l'acné. Pour éviter que les déchets ne s'éliminent à travers les pores de la peau, il faut se désaltérer et boire au moins 2 litres d'eau par jour. Cette action permet en outre de compenser l'eau qui s'évapore tout au long de la journée via un processus bien connu : la transpiration.

Au cours du sommeil, la peau se régénère trois fois plus vite que le jour. Il est conseillé une nuit de 7 heures. A l'heure où notre corps se repose, notre peau, elle, redouble d'efforts. Régénération, renouvellement cellulaire, activation de la micro-circulation, meilleure oxygénation de l'épiderme... Cette "phase de repos" est indispensable.
La peau est plus perméable la nuit et donc plus à même d'absorber les soins qu'on lui prodigue, d'où l'importance de bien choisir son soin de nuit, sans compter que celui ci donnera à manger et à boire aux cellules nocturnes qui travaillent.
Le manque de sommeil est facilement visible sur la peau : cernes sous les yeux, teint gris ou pâle, rides marquées, boutons et autres imperfections....

Le sport lui, est très bénéfique pour la peau. Il nettoie la peau. Plus on transpire, plus les pores de la peau s'ouvrent et plus les toxines, génératrices de boutons, s'évacuent sans passer par la case inflammation. Le sport fait grimper le rythme cardiaque et active la circulation sanguine et le système lymphatique et c'est dans ce dernier que se trouvent les toxines et l'excès d'hormones (source d'acné). La transpiration engendrée par le sport permet de les éliminer à travers la peau. L'organisme est détoxifié, la peau nettoyée, les pores libérés de leurs impuretés et des cellules mortes. Le teint est plus clair, net et lisse.
Le sport la rend souple et éclatante en augmentant le rythme cardiaque, la circulation du sang s'accélère et la peau rougit. La chaleur dégagée stimule la micro-circulation sanguine et lymphatique locale au niveau de la peau. Cette meilleure irrigation

entraîne une meilleure nutrition des tissus cutanés. Ainsi la peau est mieux hydratée et donc plus souple et plus lumineuse.

Le sport la raffermit, comme dit précédemment. Les tissus, grâce à l'amélioration de l'irrigation, ont bénéficié d'une meilleure nutrition et par conséquent, d'un apport important de nutriments et de vitamines. Cet approvisionnement au niveau cutané va permettre à la peau de mieux fonctionner, de mieux cicatriser et de mieux se régénérer. Bien ravitaillés, les fibroblastes (cellules qui fabriquent les fibres) augmentent la production et la qualité du collagène et de l'élastine. La peau est alors plus tonique, plus pulpeuse et dynamique.

Il efface les traces de fatigue sur le visage et agit sur le sommeil. Lorsque l'on fait du sport et que l'on transpire, l'organisme rétablit naturellement l'équilibre acide-base qui est perturbé en temps normal par l'hormone du stress et les toxines qui ont tendance à le rendre plus acide qu'il ne faudrait. Cet équilibre rend le sommeil meilleur, plus long et plus profond. Les traits sont détendus et reposés. La peau défroissée et éclatante et bien sur il libère du stress en contribuant à créer des endorphines et des dopamines qui mettent le corps et le cerveau dans un état de détente. C'est ce bien-être, ainsi qu'une meilleure oxygénation des tissus qui va provoquer une diminution des boutons. Mais aussi détendre le visage, ce qui atténuera les ridules et rides d'expressions.

Donner l'énergie suffisante à l'organisme permet aux cellules de se renouveler, en éliminant les toxines à la surface de la peau.
Sachant que la peau est un émonctoire révélateur, l'état de celle-ci, est sans doute la façon la plus parlante d'évaluer nos excès de toxines. Une peau grasse, sèche, boutonneuse ou un teint terne sont de précieux indicateurs.

La peau évacue à la fois les déchets cristalloïdaux via les glandes sudoripares et colloïdaux via les glandes sébacées. Certaines personnes transpirent plus que d'autres mais il est indispensable de stimuler la sudation par l'activité physique ou un passage régulier au sauna. Le hammam quant à lui libérera les glandes sébacées.

Ces pratiques font partie intégrante d'une bonne détox. Lorsque la fonction de détoxification du foie est dépassée, c'est la plupart du temps la peau qui prend le relais.

La peau du visage, exposée chaque jour aux agressions extérieures telles que le soleil, le froid ou la pollution, nécessite des soins particuliers au quotidien. Nous verrons dans le chapitre V comment prendre soin de sa peau.

Je dis toujours à mes clientes, qu'une ride met sept ans à se construire et à sortir. J'ai pour habitude d'insister sur le fait, qu'une ride une fois sortie, ne rentre plus. On pourra l'atténuer, l'embellir, c'est tout.
Que l'on ne se bat pas contre le temps, contre les rides, mais pour avoir de belles rides. Gracieuses, oui, vous allez comprendre juste après, hydratées et souples. Vivantes comme son propriétaire, et non figées.

Dans ce chapitre, je vous présente les différentes rides de notre visage, leurs petits noms et leurs significations émotionnelles, sous forme de carte d'identité.
Puis nous irons un peu plus loin, pour comprendre pourquoi elles apparaissent selon les zones.

Notre corps est bien fait et nous avons tendance à oublier de l'écouter quand il nous parle. Quand un problème ou un déséquilibre apparaît sur notre visage, il vaut mieux lire et comprendre l'origine de ce souci esthétique que de le camoufler avec du maquillage. Chaque partie du visage est reliée à un organe très précis.
Chaque déséquilibre cutané nous avertit donc d'un dysfonctionnement de l'organe auquel est reliée la zone où le soucis est apparu. Et oui encore une fois, le visage est le reflet de notre intérieur, du fait de notre santé également.

Avant de parler de sillons, parlons de ridules, appelées "rides de déshydratation".
Elles apparaissent progressivement, notamment à cause de certains facteurs extérieurs tels que le soleil, le vent, le froid et la pollution qui

accélèrent ces phénomènes naturels, ce qui entraîne la perte de fibres cellulaires qui, en ralentissant avec l'âge, entraine un relâchement de la peau.
L'utilisation de produits cosmétiques trop agressifs et qui dessèchent la peau n'arrange rien, ou des produits trop acide qui détruisent le film hydrolipidique, ce film protecteur en première ligne.

Le vieillissement de la peau se traduit donc par une fragilisation puis un affaissement du matelas de soutien de la peau, conséquence de plusieurs phénomènes combinés, comme nous l'avons vu plus haut.

Ces premières ridules sont superficielles (de 0,2 à 1 millimètre) mais certaines préfigurent les rides à venir, dont le sillon est plus profond.

Carte identité des rides :

Les rides du lion : La griffe du lion
Ces rides tiennent leur appellation de ressemblance frappante avec celle du lion. Ces deux lignes verticales se trouvent entre les sourcils, et forment souvent le nombre 11.
Pourquoi :
Plusieurs facteurs peuvent être à l'origine de ces rides. Premièrement, elles peuvent se développer à la suite d'une contraction des muscles très fréquente lors d'un **état de frustration ou de colère.** Deuxièmement, ces rides sont apparentées également **à l'inquiétude.**

Les Rides d'expressions
Celles-ci apparaissent généralement sur le front, en forme de lignes horizontales. On les remarque particulièrement lorsqu'on monte les sourcils.
Les lignes du front, appelées aussi « **sillons frontaux** »
Pourquoi :
Peuvent être liées à un **choc ou un traumatisme.** Les personnes **anxieuses** qui passent des heures à réfléchir sont aussi très souvent sujettes aux lignes horizontales sur le front. Les rides du front

peuvent aussi indiquer un **stress excessif, de la frustration ou de l'ennui**.
Celles-ci souffrent généralement des **maux de cou et de tête.**
Autres causes :
Elles sont aussi directement liées à votre **estomac.**

Le front = L'intestin grêle et la vessie La qualité de la peau du front va varier selon l'état de notre intestin grêle. Par exemple, une alimentation trop riche en graisse, en aliments préparés industriellement (type conserves) ou aliments transformés (plats cuisinés...), trop d'alcool ou de sucre, vont engendrer un dessèchement de la peau du visage à cet endroit.

Les rides autour des yeux appelées pâtes d'oies
Le derme entourant l'œil est 4 fois plus fin que la peau du reste du visage. Il faut donc en prendre soin très tôt afin que les effets du temps s'installent le plus tard possible.
Les ridules autour des yeux sont un phénomène naturel.
Pourquoi :
Elles sont aussi des rides d'expression, cependant une fois qu'elles se creusent, on peut identifier des problèmes de frustration et de nervosité.
Cependant, il existe de nombreux facteurs qui peuvent accélérer l'apparition de rides sous les yeux comme : le manque de sommeil, les rayons UV, la fatigue, une mauvaise alimentation…

Sous les yeux = Les reins
Les plus connues les "poches sous les yeux" sont le signe que les reins sont très affaiblis. Ils demandent à être soignés.
Il vaut mieux soigner ses reins que de faire une opération de chirurgie esthétique pour éliminer les poches.
Il en va de même quand cette zone devient très grise ou foncée.
Boire de l'eau correctement et éviter la caféine, l'alcool ainsi que les boissons gazeuses va aider à rétablir ce déséquilibre.

Les tempes = La vésicule biliaire
Cette zone est très sensible lors de gros soucis au niveau de la vésicule biliaire.

Si elle devient de couleur jaune ou vert clair, cela signifie qu'il faut vite se rendre chez le médecin afin de faire une analyse sanguine avant d'avoir un gros incident qui se déclare à ce niveau.

Le nez = Le cœur
Des soucis de peau au niveau du nez indiquent une mauvaise circulation sanguine, un ventre ballonné, des gaz et que l'on respire dans un univers trop pollué.
Un nez rouge peut apparaître quand on a un régime alimentaire trop riche en viandes rouges, en charcuteries et alcool... (Vérifiez toutefois, que vous ne souffrez pas de rosacé/couperose)

Le sillon naso-génien
Ces rides commencent de l'aile du nez jusqu'à la commissure des lèvres. Elles se marquent de plus en plus au fil du temps. Elles se développent en général vers la quarantaine et particulièrement sur les visages de forme ronde. Contrairement aux rides d'amertume, celles-ci indiquent la joie. Elles signifient que vous êtes une personne souriante. Quelques expressions : « **Rides**, des sourires gravés." ..."Les pleurs secs ont pour vestige un lit de **rides**." ..."Souriez afin que vos **rides**, plus tard, soient bien placées." ..
Elles peuvent aussi indiquer un problème au pancréas.

Les rides d'amertume
Celles-ci apparaissent autour de la bouche, aux commissures des lèvres. Elle traduisent un état de tristesse et de souffrance. La tristesse peut aussi provoquer une disharmonie au niveau des mâchoires et de la bouche, et peut être à l'origine d'une mâchoire contractée en quasi-permanence. Et notamment changer la forme de votre visage originel.
Autres raisons :
Elles peuvent être dues notamment à **des problèmes du côlon**. Il suffit de changer de régime alimentaire afin de se débarrasser de ces rides.
Pour cela, la consommation d'aliments riches en fibres et en lipides aide à maintenir un côlon sain.

Le visage et les organes

Les joues = L'estomac

Trop de sucre, trop d'aliments gras, trop d'alcool vont entraîner des soucis au niveau de l'estomac.
Lorsque de la couperose est visible, si elle est légère, c'est que votre estomac commence à s'affaiblir.
En cas de couperose intense, cela signifie que la faiblesse de l'estomac a entraîné un affaiblissement des poumons pouvant aller jusqu'à un affaiblissement du cœur...

Le bas des joues = Les poumons et le gros intestin

On comprend aisément l'origine du teint gris des joues des fumeurs.

Le menton = Les reins = Zone gynécologique

Il est très habituel pour les femmes d'avoir une irruption de boutons quelques jours avant l'apparition des règles.

Les ridules verticales en haut de la lèvre supérieure : les ritides

Tout le monde ne développe pas des ridules en forme de lignes verticales au-dessus des lèvres.
Mais ceux qui en développent sont souvent les fumeurs puisque le tabagisme est la cause principale de ces petites rides verticales autour des lèvres. À force de répéter le même geste avec la cigarette, le collagène autour des lèvres se tasse et laisse un pli sur la peau. Les siffleurs sont touchés également.
Ces rides sont en général très visibles lorsque l'on parle.
Les rides de la lèvre supérieure peuvent aussi être l'expression d'une sous-alimentation ou d'un déni de l'autonomie physique et spirituelle.

Les rides du cou et du décolleté : les anneaux de Vénus

Les rides du cou et du décolleté sont principalement dues au vieillissement de la peau et au relâchement naturel de celle-ci. La peau du cou et du décolleté peut être fragilisée par de trop fortes expositions au soleil ou par de mauvaises positions prises durant le sommeil, comme dormir sur le côté ou sur le ventre. La peau étant plus fine et plus fragile à ces endroits, elle se fripe plus rapidement que les autres zones du corps.

Chapitre III
Dermites, dermatoses et autres maladies de peau

Comprendre quelles sont ces maladies de peau, dîtes dermatoses et dermites, ces inflammations de la peau et les reconnaitre.

Eczema

L'**eczéma** se caractérise par une **inflammation**, une **sécheresse**, une **démangeaison** ou une rougeur à la surface de la peau.
D'origine allergique, aiguë ou chronique. Elle se manifeste par des zones rouges surmontées de vésicules qui provoquent d'intenses démangeaisons.Plus vous grattez la zone affectée, plus il est possible que des virus, bactéries et polluants pénètrent sous la peau, et plus la démangeaison augmentera. C'est le cercle vicieux démangeaison-grattage qui frustre autant de personnes. Bien qu'elles sachent que se gratter fera empirer l'eczéma, il est incroyablement difficile d'y résister, même pour des adultes. Cette incapacité à y résister peut engendrer des sentiments de culpabilité et de gêne.

Il excite plusieurs eczémas :
Atopique (sec) allergie de contact
Séborrhéique (sébum)
Disydrosique (trouble de a section de la sueur)
Variqueux (système veineux)

Psoriasis

Le psoriasis est une maladie auto-immune de la peau, qui affecte le cycle de vie des cellules de l'épiderme (qui se renouvellent trop vite: en 4 à 6 jours au lieu de 21 habituellement). Il s'agit d'une affection cutanée courante, non contagieuse, qui touche plus de 130 millions de personnes sur notre planète, mais qu'aucun traitement ne peut guérir encore.

Le psoriasis amène les cellules à s'accumuler rapidement sur la surface de la peau. Cette accumulation forme des couches de pellicules argentées ressemblant à de petites écailles, appelées squames, ainsi que des zones rouges (mais pas tout le monde ne développe ces plaques rouges) ou petits boutons à pointe blanche (dans le cas psoriasis dit "en goutte").

Ces squames et plaques rouges sont sèches. Ces lésions provoquent souvent des démangeaisons, et sont parfois douloureuses. Elles sont inoffensives, mais présentent l'inconvénient de gâcher l'esthétique des patients. Elles évoluent de façon aléatoire, avec des périodes de poussées suivies de rémissions (les squames et plaques disparaissant, partiellement voire quasi totalement selon l'individu).

Rosacée

La rosacée désigne une pathologie inflammatoire chronique affectant la peau et surtout la région centrale du visage (front, nez, joues, menton). Ce sont les petits vaisseaux sanguins qui sont atteints, entraînant des rougeurs (occasionnelles ou durables) et une couperose, dilatation anormale des vaisseaux sanguins situés sous la peau.
D'autres lésions cutanées peuvent aussi se produire mais en moindre fréquence.

Les 3 formes possibles de rosacée :

La **forme vasculaire avec/sans couperose** (la plus fréquente) : l'apparition de la rougeur est l'élément principal suscitant une consultation auprès d'un dermatologue.Cette rougeur (érythème) est très localisée au centre du visage en touchant les joues, le nez, le milieu du front et le menton. Dans cette forme, la rougeur est associée à une très forte sensibilité de la peau, révélée par une application difficile de produits cosmétiques, y compris le savon et l'eau.
Cette sensibilité extrême résulte de nombreuses terminaisons nerveuses présentes dans la partie profonde de la peau et de la présence d'une molécule « la substance P », donnant lieu à une inflammation locale.Des bouffées de chaleur (flushs) ainsi que des brûlures oculaires (1 patient sur 3) peuvent aussi se manifester dans ce type de couperose.

La substance P est un neurotransmetteur, une molécule assurant la transmission des messages nerveux d'un neurone à l'autre, particulièrement impliquée dans l'inflammation locale cutanée.

La **forme papulo-pustuleuse** : cette forme de rosacée est celle qui répond le mieux au traitement médicamenteux. Comme son nom l'indique, les rougeurs de cette forme sont marquées par des papules mais surtout des pustules qui sont des boutons ressemblant fortement à des lésions d'acné. Ces boutons apparaissent de manière exclusive sur le visage et évoluent par poussées.
Les papules sont des lésions cutanées sous forme de boutons rouges ou roses, fermes et lisses en relief et de 1 à 4mm de diamètre. Une inflammation entoure souvent ces lésions, parfois déclenchée par l'invasion d'un parasite dans la glande sébacée tel que Demodex folliculorum. Les pustules, quant à eux, sont d'autres types de boutons cutanés, de taille inférieure à celle des papules et qui peuvent se développer, même sans aucun contexte infectieux associé. Ces éruptions cutanées évoluent par poussées et régressent spontanément même si la rougeur locale continue de persister.

La **forme hypertrophique** (la forme plus rare, concernant moins de 5% des patients) : ce type de forme touche surtout les hommes et se caractérise par un gros nez bosselé (accompagné d'un épaississement cutané et d'une dilatation des orifices des glandes sébacées situées au niveau nasal).Appelée aussi le *rhinophyma*, cette forme n'a aucun rapport avec l'alcool bien que l'apparence physique renvoie à l'image typique de l'alcoolisme chronique. L'effet majeur ressenti lors de ce type de rosacée correspond à des bouffées vaso-motrices chez l'individu.

Pelade

La pelade peut apparaitre sous forme de plaque(s) sans cheveu, le plus souvent ronde(s) ou ovalaire(s) (*pelade en plaques* appelée anciennement *alopécie en aires* et en anglais *alopecia areata*) ; il

s'agit de la forme la plus commune. Parfois elle débute au niveau de l'occiput et s'étend progressivement vers les parties latérales en remontant au dessus des oreilles (*pelade ophiasique*). Elle peut plus rarement affecter tout le crâne (*pelade décalvante totale*). Si les poils corporels sont aussi affectés on parle de *pelade universelle*. Les ongles peuvent notamment présenter des petits creux donnant un aspect de dé à coudre (*dépressions ponctuées*) ou être plus largement abimés, rugueux comme si on les avait râpés dans le sens de la longueur (*trachyonychie*). Toutes les structures pileuses peuvent être individuellement atteintes : les sourcils, les cils, la barbe chez l'homme, certaines zones de poils corporels, en plaques ou de manière diffuse.
En bordure de plaque on peut voir des *cheveux en point d'exclamation* qui sont des petits cheveux cassés de quelques millimètres et peu adhérents.

L'impétigo

L'impétigo est une infection due aux staphylocoques et aux streptocoques. C'est une dermatose épidermique. En effet, elle ne touche que l'épiderme en formant des lésions très caractéristiques sous forme de cloques, entourées d'une ulcération. Les cloques se remplissent de pus et éclatent. Les lésions se transforment alors en une croûte jaunâtre. C'est une maladie très fréquente et très contagieuse, surtout chez les enfants.
Les lésions siègent essentiellement au visage, ainsi qu'au pourtour des orifices. On les trouve aussi aux mains, au cou et sur le cuir chevelu.
Comme l'impétigo ne touche que l'épiderme, il n'y a pas de cicatrice lorsque les croûtes ont disparu, après le traitement.
On parle d'impétigo bulleux, plus fréquent chez les nourrissons, lorsque les lésions sont peu inflammatoires et en général dues au staphylocoque doré.
L'impétigo peut parfois se transformer en echtyma, une forme plus grave. Les lésions sont plus importantes: plus enflammées et ulcérées. En général, l'echtyma se développe chez les personnes dont le système immunitaire est affaibli. Le germe responsable de l'echtyma est toujours le streptocoque.

Quant aux personnes souffrant déjà de dermatoses comme l'eczéma, la gale ou l'herpès et où il y a une surinfection par impétigo, on parlera d'impétiginisation. Cette forme d'impétigo est plus fréquente chez l'adulte.

Urticaire

L'urticaire est une affection bénigne, mais elle peut avoir un impact considérable sur la qualité de vie, surtout lorsqu'elle est chronique. Certaines formes d'urticaire sont toutefois plus préoccupantes que d'autres. En effet, l'urticaire peut être superficielle ou profonde. Dans le deuxième cas, on observe des tuméfactions (oedèmes) douloureuses de la peau ou des muqueuses, qui apparaissent surtout sur le visage (angioedème), les mains et les pieds.

Voici les symptômes :

- papules en relief, ressemblant à des piqûres d'ortie, rosée ou rouge, de taille variable (quelques millimètres à plusieurs centimètres), apparaissant le plus souvent sur les bras, les jambes ou le tronc ;
- démangeaisons (prurit), parfois très intenses ;
- dans certains cas, une tuméfaction ou œdème (angioedème), touchant surtout le visage ou les extrémités.

Typiquement, les lésions d'urticaire sont fugaces (elles durent de quelques minutes à quelques heures) et disparaissent spontanément sans laisser de cicatrices. Cependant, d'autres lésions peuvent prendre le relais et la crise peut donc persister plusieurs jours.

Le pityriasis versicolor

Le pityriasis versicolor, est une infection fongique commune de la peau. Toute personne peut le développer, mais il est plus fréquent chez les adolescents et les jeunes adultes. Les champignons du genre Malassezia sont normalement présents sur la surface de la peau sans causer de problèmes, ils font parti du microbiote cutané.

Cependant, parfois, leur développement incontrôlé affecte la pigmentation de la peau. Cela se traduit par des taches sur la peau qui sont plus ou moins foncées que la couleur d'origine de la peau. Les zones décolorées apparaissent généralement sur le dos, la poitrine, le cou et les bras. Les zones décolorées de la peau peuvent disparaître l'hiver et réapparaitre l'été, lors des jours chauds et humides. La peau affectée devient sèche et squameuse. Elles peuvent aussi causer des démangeaisons. Les médecins ne savent pas vraiment pour quelle raison ce champignon commence à se développer anormalement. Les facteurs possibles sont les environnements chauds et humides, la transpiration excessive, la peau grasse, un système immunitaire faible et les changements hormonaux.

Le pityriasis versicolor n'est pas douloureux ou contagieux. Il existe de nombreux traitements antifongiques. Vous pouvez également vous en remettre à la naturopathie. Les signes et les symptômes du Pityriasis Versicolor

La desquamation fine est la caractéristique distinctive de cette maladie.

Le développement de la levure provoque la formation de zones cutanées d'une couleur différente de celle de la peau environnante.

On peut avoir : Des points isolés et/ou des taches.

Les symptômes spécifiques de l'infection comprennent :

* Des taches qui peuvent être blanches, roses, rouges ou brunes et d'une couleur plus claire ou plus foncée que la peau environnante.
* Des taches qui ne bronzent pas comme le reste de la peau.
* Des taches qui peuvent apparaître n'importe où sur le corps, mais surtout sur le cou, la poitrine, le dos et les bras.
* Parfois, on ressent des démangeaisons dans les zones affectées.

Les taches peuvent disparaître lorsque le climat est frais et s'aggravent lorsque le climat est chaud et humide.

La peau peut être sèche et squameuse.

Zona

Le zona est une maladie infectieuse virale. La maladie se caractérise par une éruption cutanée douloureuse correspondant à un territoire

bien précis et souvent unilatéral du corps selon la localisation du ganglion qui a libéré le virus.
Les symptômes les plus courants du **zona** sont :

- Des douleurs, des fourmillements ou des brûlures, localisés sur une zone bien définie, existent souvent avant l'apparition des lésions cutanées caractéristiques du zona ;
- Des petites taches rouges : elles sont rapidement recouvertes de vésicules translucides regroupées en bouquets ou en grappes qui vont se réunir pour former des bulles.
- Le liquide des vésicules et des bulles se trouble au bout de quelques jours. Puis il sèche et forme des croûtes brunes qui vont tomber pour laisser place à une cicatrice souvent indélébile.

L'évolution du zona
Elle se fait sur deux ou trois semaines, par poussées successives.
Cette éruption est douloureuse et peut être localisée sur une moitié de thorax, au niveau d'une oreille, des yeux, du dos…
Il existe des formes généralisées qui atteignent tout le corps chez les sujets immunodéprimés (VIH, traitement par immunosuppresseurs…).
Des surinfections cutanées bactériennes (staphylocoque doré) sont possibles.
La douleur (ou névralgie) post-zona (ou post-zostérienne) se caractérise par des décharges électriques, des brûlures, qui peuvent être déclenchées par les vêtements, le froid, un courant d'air…

Acné

L'acné est une maladie des glandes sébacées : celles qui fabriquent le sébum, la graisse nécessaire à la formation d'un film protecteur sur le visage.
Ces glandes sébacées peuvent parfois se boucher et le sébum forme alors un bouton blanchâtre et dur sous la peau.
Ensuite ces petits boutons ou petits kystes s'ouvrent à la surface de l'épiderme et le sébum s'oxyde à l'air, noircit formant ainsi le point noir appelé aussi comédon en dermatologie.

Les kystes peuvent aussi quelques fois se fissurer et entrainer une inflammation, c'est le bouton rouge ou encore **papule** et cette inflammation va liquéfier le sébum prisonnier.
Ce bouton rouge se coiffe alors d'une pointe blanche qui est poétiquement dénommée **pustule** en dermatologie.
L'obturation des glandes sébacées peut être due à un sébum plus épais et secrété en grande quantité et plus particulièrement sous l'action de sécrétions hormonales et notamment des androgènes.
Ces hormones, responsables désignées des disgrâces cutanées, sont produites en grande quantité à l'adolescence chez les garçons et en plus petite quantité chez les femmes par les ovaires et les glandes surrénales.
La testostérone produite un peu plus que la moyenne est aussi un facteur aggravant.
Acné inflammatoire : les boutons sont rouges, peuvent être en surface ou assez volumineux. Les nodules et les kystes se rompent et peuvent devenir purulents.
Acné rétentionnelle : les points noirs et boutons non inflammatoires s'en donnent à coeur joie par saturation de la production de sébum (protection naturelle de la peau mais dans ce cas-là, il est produit en excès et bouche les pores).
Acné rosacée : caractérisée par des rougeurs du visage principalement localisées aux joues et au nez. La cause n'est pas connue mais il semble que la consommation de café, de chocolat, de thé, d'épices et d'alcool joue un rôle favorisant.
Acné conglobata : ou forme d'acné aggravée profonde et étendue touchant le dos et parfois les fesses. Dure des années et laisse des cicatrices apparentes.
Acné nécrotique du front : se rencontre chez l'adulte, siège sur le nez et autour du cuir chevelu et se caractérise par la présence de petits boutons rosés surmontés de croûte et laissant une cicatrice indélébile.
Acné médicamenteuse : dont l'apparition est déclenchée par la vitamine B12, la cortisone, les barbituriques, le lithium, le bromure, les immunodépresseurs, les progestatifs, les contraceptifs oraux contenant des androgènes, certains antidépresseurs.
Acné tardive : qui apparaît après l'âge de 30 ans souvent du à une hyperproduction d'androgènes (hormones masculines).

Acné chéloïdienne ou acné furonculeuse : apparaissant au niveau de la nuque et se caractérisant par une agglomération de boutons formant un dur bourrelet.

Chapitre IV.
Comprendre le lien entre les troubles cutanés et les émotions.

De façon plus générale les maladies de peau affectent la qualité de vie. Le regard des autres affecte le psychologique car la peau c'est le lieu de l'intime, comme le lieu « public ». (regard de soi sur soi, regard de l'autre sur soi).
Ces maladies peuvent provoquer de la honte chez ceux qui en souffrent car inconsciemment, on pense ne pas être à la hauteur, et on n'a qu'à aller se cacher, ce qui est traduisible par un retrait social et/ou un sentiment de culpabilité. La peau est donc témoin de notre relation aux autres et au monde en général.
Tout ceci présente un cercle vicieux, car on reste en état permanent d'anxiété quant à sa maladie, et c'est l'anxiété qui nourrit la maladie, et la maladie nourrit l'anxiété.... D'où l'importance de se réconcilier avec son corps afin de tendre à une libération psycho-émotionnelle.
Avec ses 5 millions de cellules sensorielles, chaque sensation correspond à un message humain fondamental. » Et le premier de ces messages, c'est l'amour.

On dit que sur la peau, il y a les effets sur la psyché et vice versa, les effets sur la psyché ont un effet sur les problèmes de peau.

C'est toutefois à notre système nerveux qu'il faut imputer certaines maladies de peau, comme le psoriasis ou l'eczéma. Car il est prouvé que nos neuromédiateurs peuvent influencer notre tendance à fabriquer de la sueur, du sébum, du collagène ou à altérer l'épaisseur des tissus, leur pigmentation ou leur réponse immunitaire.

Ainsi, notre peau est à ce point un miroir de notre santé psychologique et de nos émotions les plus profondes.

Il arrive que la maladie de la peau soit causée par un trouble psychologique sous-jacent ou aggravée par le stress ou un traumatisme. La psychodermatologie l'a prouvé.
On sait donc à présent qu'il existe (la plupart du temps) une association claire entre le stress et l'aggravation de la maladie.

- Psychophysiologiques : Les problèmes de peau sont physiologiques à la base, mais ils peuvent être exacerbés par le stress et des facteurs émotionnels : acné, eczéma, dermatose, psoriasis, rosacée, urticaire...

- Psychiatriques secondaires : Un trouble cutané cosmétique qui défigure et qui peut stigmatiser, devenant une source de honte, de faible estime de soi, de dépression et d'anxiété : acné, vitiligo, psoriasis...

- Psychiatriques primaires : Symptômes de trouble psychiatriques : trichotillomanie (arrachage chronique des cheveux), détresse causée par une dysmorphose (défaut du corps), dermatite factice (lésions cutanées auto-infligées).

La peau et le système nerveux proviennent du même tissu embryonnaire, l'éctoderme. Plus tard, ces deux systèmes seront nettement différenciés, mais ils conservent des liens étroits.
Une vingtaine de neuromédiateurs communs à la peau et au cerveau ont été décrits, et les recherches ont montré que non seulement les cellules cutanées ont des récepteurs pour les neuromédiateurs provenant du système nerveux, mais qu'elles peuvent elles-mêmes produire des neuromédiateurs et agir sur les cellules nerveuses.

La sérotonine est l'un de ces neuromédiateurs communs.
Les systèmes immunitaires et endocrinien sont aussi impliqués, et l'on parle du système neuro-endocrino-immuno-cutané, qui engloberait les cellules de la peau, les éléments cutanés du système nerveux et du système immunitaire.
Le rôle du stress, des troubles du sommeil ou de la dépression sur la peau s'expliquent par la sécrétion perturbée des neuromédiateurs communs, amenant aux processus de vasodilatation, d'inflammation, d'hyper-séborrhée ou de troubles de la pigmentation ....

Origine émotionnelle possible des maladies cutanées.

Les maladies de peau ont très souvent, à l'origine, un conflit de séparation mal géré, une séparation mal vécue, soit par la mère, soit par l'enfant, ou la peur de rester seul et un manque de communication.
Séparation aussi envers soi-même : dévalorisation de soi vis-à-vis de l'entourage. Porter trop d'attention à ce que les autres peuvent penser de nous.

Le mal-être ne peut éternellement rester silencieux. La souffrance, aussi injuste soit-elle, a un sens. On ne peut l'ignorer longtemps.
Lorsqu'on ne parvient pas à dire par des mots, le corps s'en charge et va l'exprimer par des maux.
Selon la constitution, le tempérament et la sensibilité de chacun, ces maux vont toucher tel ou tel organe.

La maladie, c'est le mal-à-dire ! Tout symptôme, tout trouble a sa raison d'être et c'est à chacun de chercher cette cause.

C'est aussi par la peau que l'on peut entrer en contact avec l'autre.
Les milliers de capteurs qui la composent nous donnent des indices sur la peau de l'autre : moite, froide, chaleureuse, douce, sèche.
Elle joue un rôle primordial dans les relations amoureuses notamment par les caresses.
La peau est alors charnelle, sensuelle et érogène, source de plaisir.
On se souvient avec une grande intensité du moment où on a frôlé puis touché l'être aimé pour la première fois. Pour ensuite *« l'avoir dans la peau »*.
Notre peau prend les couleurs de nos humeurs *« rouge comme une tomate »*, *« verte de rage »*. Elle reflète nos émotions. On dit que l'on est *« mal dans sa peau », « à fleur de peau »*.

La peau en tant qu'organe émonctoriel, encore une fois, c'est à dire qu'elle sert à éliminer, elle est donc le reflet de nos souffrances organiques et affectives.
Ainsi, il est profitable de ne pas traiter uniquement un symptôme visible cutané.

Pour le psoriasis comme pour l'eczéma, les états psychologiques et émotionnels sont donc des déclencheurs en accentuant un déséquilibre métabolique déjà présent.
Voilà pourquoi les crises de psoriasis se manifestent souvent à un moment charnière de notre vie, pour mettre parfois longtemps à nous quitter, voire jamais, si nous décidons de ne pas y remédier.

Comprendre les dermites et les différents maux et troubles cutanés.

L'eczéma, n'est ni une maladie honteuse ni une maladie contagieuse. C'est une maladie inflammatoire, une affection reliée à des émotions relatives à la perte de contact avec l'être cher (départ, séparation, deuil). Lorsqu'il apparaît très tôt chez le bébé, ce peut être après un sevrage trop rapide ou bien à cause de la maman qui s'absente pour reprendre son travail. Lorsqu'il apparaît plus tard, cela peut traduire de l'anxiété en rapport avec le milieu familial (tensions, conflits....ou menaces de séparation des parents).
L'eczéma peut affecter certaines parties du corps ou tout le corps : il s'agit alors d'un sentiment de rejet, d'abandon par la personne qui représentait la source d'affection (la mère souvent ou la famille).
Le stress joue assurément un rôle de déclencheur ou d'amplificateur, en modifiant notablement le système immunitaire de la peau». Soit en activant sa réponse à l'envahisseur (en cas de stress ponctuel), soit en l'affaiblissant (en cas de stress chronique), rendant alors la peau encore plus susceptible aux agents allergisants.

Si le mécanisme des réponses immunitaires au stress reste encore hypothétique, il est certain en revanche qu'une poussée d'eczéma engendre un stress et que le stress favorise l'eczéma.

Le psoriasis atteint des personnes hypersensibles avides de l'amour des autres. Il apparaît lorsqu'il y a réactivation d'un conflit de séparation.
Il touche les personnes souvent hypersensibles qui ne sont pas bien dans leur peau et qui voudraient être quelqu'un d'autre. Ne se sentent pas reconnues, souffrent d'un problème d'identité.

Le psoriasis est comme une cuirasse pour se défendre. Se protéger d'un rapprochement physique, ou protéger sa vulnérabilité, mettre une barrière. De se sentir parfait pour être aimé. Souvent un double conflit de séparation, soit avec deux personnes différentes, soit un ancien conflit non résolu, réactivé par une nouvelle situation de séparation. Se sentir rabaissé ou rejeté, à fleur de peau.

Le psoriasis est la maladie psychosomatique par excellence. Selon la vision naturopathique, il serait surtout causé par des antécédents familiaux.
Selon cette théorie, c'est le derme lui-même qui s'en va, c'est-à-dire la sous-couche de notre peau, la barrière protectrice indispensable à la survie de notre être.
Le psoriasis démarre en général aux coudes et aux genoux, organes d'adaptation et de communication.
Mais le risque, est qu'il gagne le cou au niveau des cervicales, lieu des conflits mentaux, et le visage, lieu du face à face avec autrui, mais aussi avec vous-même quand vous vous regardez dans la glace en vous demandant : « Qui suis-je ? » Vous voyez alors le mal qui s'étale sur la figure.
C'est une maladie de « peau prison » qui vous enferme dans la honte, le mal-être et la dépression, d'où l'importance de la prise en charge émotionnelle si vous vous sentez concerné.

La rosacée se déclenche par épisode, principalement par des facteurs de stress émotionnels.

La pelade, la bulbe pilaire très vascularisée est ultrasensible au stress, chaque poussée de stress entraîne une contraction des vaisseaux sanguins et amène à un affinement de ceux ci. L'agression la plus violente étant le stress affectif (rupture, deuil) provoque la perte de cheveux.

La perte de cheveux peut être à l'origine d'un conflit relationnel non réglé et inconscient. La personne a du mal à être en contact avec elle-même et a absolument besoin du contact des autres. Elle cherche des stratégies pour ne pas être seule. Elle est en insécurité et a peur des relations qui se terminent abruptement. De

ce fait elle fait les choses pour se faire accepter. La personne a tendance à se frotter le haut de la tête dans le but d'établir un contact inconscient avec lui-même.
Vis à vis du positionnement masculin. La personne vit un conflit de territoire et cherche à en être le chef, c'est l'expression d'un comportement masculin. La perte de cheveux chez l'homme est causée par un surplus d'hormones mâles, c'est l'homme qui ne se sent plus comme un chef et qui essaie de reprendre sa place.

L'acné est une manière indirecte de repousser les autres, par peur d'être découvert, de montrer ce qu'on est réellement, parce qu'on pense qu'on ne peut pas être aimé tel que l'on est. Puisqu'on se rejette, on crée une barrière protectrice.
L'acné, si redoutée des adolescents, est un signe de dévalorisation par rapport aux autres : on se trouve trop laid, trop gros, trop maigre, trop bête…et l'on ne veut pas être approché.

Une **peau boutonneuse** pourra exprimer le désir de ne pas être touché ; si la peau est grasse de surcroît, le besoin de plus d'espace parce qu'on se sent envahi.

La **peau sèche** traduit souvent le sentiment de solitude et de manque d'amour (reçoit peu).

hyperséborrhée
La transpiration elle aussi est éloquente : la personne qui transpire beaucoup (sans pour cela sentir mauvais) est nerveuse et insécurisée (fréquent chez les agoraphobes), si elle dégage une mauvaise odeur (même après une douche), cela peut traduire soit de la colère, soit de la haine ou de la rancune.
Celui qui ne se lave plus et porte des vêtements sales présente une forme d'autodestruction (état dépressif ou sentiment d'abandon).

Des **démangeaisons** peuvent exprimer une certaine anxiété ou de l'impatience (à nuancer selon l'endroit qui démange).

Une **allergie au soleil** peut exprimer une forme d'auto-culpabilité également (se trouver en vacances au lieu de travailler ou alors que mes proches ne le sont pas).

Les mains et les pieds froids indiquent un sentiment de solitude ou de séparation.

Les **furoncles** et **abcès** (pleins de pus) résultent très souvent de la colère (selon l'endroit du corps).

L'**impétigo** (infection superficielle de la peau) serait un mélange de peine et de colère.

L'**urticaire** (éruption de papules rosées ou blanchâtres accompagnée de démangeaisons, voire de sensations de brûlures) témoigne d'une séparation associée à une situation exaspérante.

Le **zona** (affection d'origine virale) est relié à un conflit de perte ou de séparation au sujet duquel on se fait des reproches.

Les **verrues** veulent exprimer une répulsion vis-à-vis d'une partie de soi. Si elles recouvrent tout le corps, elles peuvent traduire un rejet de son milieu ou d'une personne proche.

Se faire « **des bleus** » (ou ecchymoses) en se cognant dans des objets, ou bien se couper, se brûler, c'est se punir, se sentir coupable de tout et de rien. Plus on se fait mal, plus la culpabilité est grande.

Chapitre V.
Comment et pourquoi prendre soin de sa peau

Savoir écouter sa peau

Une de mes phrases à chaque soin est : Que vous dit votre peau ? Quels ressentis avez-vous ?
Bien entendu, souvent les personnes ne savent pas répondre, par ce que l'on ne nous a jamais appris à faire cela. C'est déjà à peine dans l'air du temps de savoir écouter son corps et son intuition. Alors la peau ...

Pourtant, elle peut en dire long.... Nous avons vu dans les chapitres précédents que visuellement elle reflétait notre état intérieur émotionnel et organique.
Mais, nous le portons ce tégument, ce manteau, toute la journée, 24/24H, on ressent donc quelque chose. Une peau qui tiraille. Une peau lourde. Encrassée, grasse. Encombrée. Plissée au niveau du front. Contrariée. Flasque, fatiguée. Tonique. Souvent, rien. Par contre, juste en se posant la question et en répondant »rien », la prise de conscience peut commencer.

***

Tout d'abord parlons de nettoyage.

Pourquoi est-ce important de nettoyer sa peau le soir ? Même si nous ne sommes pas sortie ou maquillée.

Parce que toute la journée on emmagasine sur la peau un film gras...exogène (extérieur) et endogène (intérieur).
A cause, de la pollution, des saletés quotidiennes, des poussières, du gras de cuisine, du maquillage si vous vous êtes maquillée, de la fumée de cigarette pour les fumeurs et les fumeurs passifs. Puis ce que la peau rejète, sébum, squames, (vulgairement, c'est la décomposition du cadavre de la cellule morte), transpiration, oligo-éléments et les toxines qui veulent sortir.

Cela veut dire qu'à la fin de la journée notre épiderme est prisonnier par ces 2 couches qui l'étouffent. Au secours. !
Il faut savoir que les cellules se régénèrent la nuit, enfin quand nous dormons. Il faut donc qu'elles puissent respirer, et rejeter leurs propres déchets. En outre, il leur faut à manger et à boire pour être efficace.
D'où l' importance d'un soin de nuit. Oui ! Mais que sur une peau propre. Sinon nous remettons une couche à ce fameux film gras étouffant.

Pour ceci, prendre du lait en quantité suffisante dans les mains. Dans mon jargon, je dit faire un bain de lait. Le but étant d'immerger sa peau de ce corps gras.
Oui, un corps gras. Oui, même pour les peaux grasses. On enlève le gras avec le gras... Masser en cercle, vers les extérieurs. Insister sur les zones ailes du nez, front et menton. Pendant 2mn. Un moment à vous. Ça détendra également les tissus ... Ce qui permettra d'apporter plus de souplesse à votre peau.
Puis prendre une éponge végétale. Moi j'opte pour une éponge konjac. Au pire un gant de toilette.

L'objectif est d'enlever ce que nous avons décollé avec le lait et nos mains. Rincer plusieurs fois.
Dans l'idéal, passer un hydrolat qui convient à votre peau, pour parfaire le nettoyage et apporter des actifs supplémentaires. Si vous n'avez pas d'hydrolat, ou si vous êtes en panne, je conseil de le fabriquer une lotion florale en faisant une infusion de fleurs ou de plantes, fraiches ou séchées. Elle se gardera 4 jours.

Voilà une peau propre, qui respire et qui est prête à recevoir son soin de nuit, selon son type et sa nature de peau.
Sans compter que votre micro circulation cutanée vous remercie. Vos cellules peuvent travailler correctement, votre peau se renouveler et si besoin cicatriser correctement.
Résultat un teint frais au réveil.

Un nettoyage ne se fait qu'une seule fois par jour et le soir. On appelle ça, le nettoyage de surface.

Le matin, nous utiliserons sur un coton réutilisable, dans l'idéal un hydrolat, ou une eau florale bio, adaptés à votre type et nature de peau. Bénéfices en plus.
Ce nettoyage succinct, va permettre d'éliminer le sébum de la nuit, les poussières, ce que la peau à éliminé la nuit. Et dans un deuxième temps, nous réveiller, nous et notre teint. Préparer notre peau à recevoir sa protection et hydratation de jour.

Passons au nettoyage en profondeur.

L'objectif est de débarrasser la peau des cellules mortes car le processus de renouvellement cellulaire n'est pas suffisant pour éliminer toutes les peaux mortes en surface. Certaines cellules vont résister et s'accrocher à l'épiderme, empêchant ainsi la peau de bien respirer et de profiter de l'action de certaines substances comme le sébum (qui aide à la constitution d'un film hydratant et protecteur).
Un gommage exfoliant permet d'éliminer les cellules restantes et sert de finition au processus de renouvellement de la peau. Ce qui renforcera l'efficacité des soins apportés, puisque celle ci sera moins imperméable grâce aux pores qui seront ouverts. Les résultats seront plus visibles.
Pour le visage, premièrement, le teint parait plus frais, plus lumineux, moins gris, moins encombré. Cela va également, permettre une meilleure circulation sanguine, tout d'abord en désobstruant les pores. Mais pas que. Le fait d'alléger le visage de ces déchets cellulaires, les vaisseaux sanguins ne sont plus écrasés, la micro-circulation est plus fluide. Le visage, parait plus unifié, moins de rougeurs, et moins de cernes. Au toucher la peau sera plus douce et plus soyeuse en laissant une texture lisse.
Pour le corps, avec des techniques énergiques et circulaire au niveau des fesses et des cuisses, le gommage sera un premier processus pour lutter contre la peau d'orange. Une étape pour casser la cellulite.
Pour les amatrices de peau mates. Le bronzage sera plus lumineux et homogène. Sans oublié que les résidus de cellules mortes naturellement présents sur la peau contribuent à son épaississement et bloquent la repousse des poils après une épilation. Ce processus

est à l'origine des poils incarnés. Le gommage corps favorise la repousse du poil et contribue donc à optimiser l'épilation. De plus il permet de les redresser pour ne pas en oublier.

Gommer les mains est très malin, pour qu'elles restent jeunes. Elles sont les plus exposées à tout. Météo, u.v., polluants, détergents etc. Elles sont sollicitées à chaque instant.

Attention, choisir un gommage adapté à sa peau. Selon votre type et nature. Il y des précautions pour ne pas l'abimer, pour ne pas casser les capillaires et ne pas l'agresser.
Demander conseils pour quel exfoliant ou gommage choisir et selon l'utilisation.

La règle d'or, après un gommage visage est de faire un masque. En effet, celui ci aura détruit notre fameux film hydro-lipidique. Il faut donc le reconstituer. Idem, choisir un masque selon son type et sa nature de peau.

Je préfère la cosmétique maison, de nombreuses recettes faciles de réalisation écologiques et économiques sont proposées. Vous en trouverez sur mon blog. Optez pour des usages uniques, pour ne pas prendre de risques sanitaires.
Toutefois, on n'a pas toujours le temps ou même l'envie, voire c'est carrément pas notre truc la cuisine beauté. Dans ce cas, si vous achetez vos soins, attention, préférez, du bio et sans perturbateurs endocriniens. Avec la composition la plus simple, le moins d'actifs possible. Le pire est le phénoxyéthanol. A bannir de tout, à vie.
L'option soin du visage 1 à 2 fois par mois par un professionnel est une solution sympa et agréable.

Passons à l'entretien.
Il est important de protéger sa peau la journée avec une crème de jour. Et non de nuit, elles n'ont pas les mêmes rôles ni les mêmes textures.
Notre crème de jour, sera plus légère et souvent elle sera plus hydratante et aura le rôle d'anti-oxydant, voir anti U.V. pour se préserver des tâches.

On choisira bien sur une crème adaptée à son type de peau et nature de peau. On choisi des actifs différents à chaque saison. L'été la peau aura besoin d'hydratation, de fraîcheur, de légèreté. Alors que l'hiver, elle aura besoin de lipides, de chaleur, de protection contre les intempéries, le vent, le froid. Aux changements de saisons, selon la sève qui monte, sortie d'hiver, ou qu'elle descend, sortie d'été, elle sera plus fatiguée, en manque de tonus, d'énergie et aura tendance a craindre les différences de températures. On lui donnera alors, une crème plus boostante, et surtout protectrice des variations météorologiques.

Notre crème de nuit, sera plus épaisse, ou plus onctueuse, elle aura des principes actifs plus forts et ne sera pas protectrice. Comme nous l'avons vu dans le premier chapitre, elle a le rôle de donner à manger et à boire aux cellules qui travaillent, quand le corps est en mode nuit. On la choisira également selon les saisons, et les besoins désirés.
On peut remplacer la crème de nuit, par une huile végétale bio de première pression à froid. Attention au choix, encore une fois, selon le type et nature de peau. Et surtout qu'elle ne soit pas comédogène.

L'huile peut se mettre sous la crème de jour ou sous la crème de nuit. Mais ne remplacera pas la crème de jour.

Ces soins ont plus d'efficacités, en les appliquant en massage, avec les deux mains, vers les extérieurs.
Le cou de haut en bas, en inclinant légèrement la tête en arrière, pour tendre le platysma, le plus gros muscles du cou, qui permettra de garder un bel oval du visage. Puis on descend sur le décolleté.

Pour le corps, selon ses besoins on pourra lui choisir une huile ou un baume, encore une fois selon le type, la nature de peau et la saison. Idem selon les zones de passages, on va adapter le massage. La poitrine, en remontant. Les cuisses en cercles et pétrissant pour casser la cellulite, même si on en pas ou peu. Les fesses en remontant.

J'aime bien conseiller un contour des yeux, cette zone si fragile, qui se ride en premier. Hydrater, comme d'habitude est le maitre mot, surtout que nous la sollicitons quasi tout le temps.
On le choisira selon son âge et la texture désirée. Le matin, il servira en guise de crème de jour des yeux, protecteur et hydratant. Il se pose en cercle à l'intérieur de l'os orbiculaire, sans oublier les paupières mobiles. En douceur. Et le soir plus réparateur, sauf si les yeux ont tendances à faire des poches. Il ne faudra pas ajouter un poids sur cette micro-circulation déjà stagnante de la nuit.

La base est là, et suffisante.

Chapitre VI.
Le soin Essentiel de NcNaturellement.

« Le soin Essentiel » de NcNaturellement est basé sur l'olfactothérapie qui se résume par la science des phénomènes liés aux odeurs, plus particulièrement l'**'influence des odeurs sur le comportement physique et mental.** Bien que les vertus thérapeutiques des plantes soient connues depuis l'antiquité, l'arrivée en masse des huiles essentielles est relativement récente. L'**olfactothérapie**, quant à elle, est beaucoup plus récente. Le terme a été utilisé pour la première fois en 1982. Si l'aromathérapie soigne par les plantes, l'aromachologie, elle, vise le bien-être psycho-émotionnel. Les fragrances jouent un rôle sur notre psychisme, utiliser les vertus bienfaisantes des huiles essentielles, pour rééquilibrer nos émotions par l'olfaction et réguler l'humeur de manière générale sur notre psychisme.

L'odorat est le seul de nos cinq sens qui n'accède pas directement à notre conscience. 75 % de nos émotions quotidiennes proviennent des parfums que nous sentons. L'odorat est le sens qui nous relie directement au siège des émotions dans le cerveau (le limbique), sans passer par la partie mentale (le cortex) : c'est un pont direct vers nos émotions et nos souvenirs. Et comme il n'est pas filtré par notre cerveau rationnel, notre odorat a un extraordinaire pouvoir de suggestion. Le sens olfactif est donc, un sens reptilien et sa particularité est qu'il est intuitif, par ce que l'émotion précède les mots. C'est le sens le plus intime de chaque individu car il construit sa mémoire olfactive avec ses charges émotionnelles propre à lui/elle.

Citation : « L'odorat est le sens indispensable qui vient au secours de la mémoire et des émotions. Une odeur…et c'est un fragment de notre vie qui revient dans l'instant présent. »

Les kératinocytes ont la même origine embryonnaire que les cellules de Merkel, autres cellules cutanées, dont le rôle sensoriel est connu depuis longtemps et qui possèdent des connexions avec les terminaisons nerveuses.

Le soin du visage « Essentiel », est élaboré à partir de votre type et nature de peau, de ses besoins immédiats et de votre ressentis émotionnel du jour. Ce soin multi-sensoriels joue avec les différents sens : l'olfactif, le toucher, le visuel, l'ouïe et le ressentis.

Il est souvent bien difficile de mettre des mots sur ce que l'on éprouve. Bien souvent les clients n'arrivent pas tout de suite à s'exprimer justement.

Ma première approche avec la personne est de lui faire prendre conscience de ce dont a besoin son esprit et/ ou son corps. Parfois ça passe d'abord par le corps pour comprendre ce que l'esprit veut formuler. A prendre en compte aussi, que la personne est venue pour l'aspect, pour paraître plus quelque chose ou moins quelque chose. Puis nous passons à sa peau, elle aussi a beaucoup a raconter.

A partir de là, nous choisissons ensemble ce qui serait, dans les fragrances le plus proche des besoins et/ou envies. Avec l'huile essentielle et l'hydrolat qui seront mis dans le hammam facial. Ensuite un gommage doux viendra compléter ce nettoyage en profondeur.

Pour rappel, un hydrolat est l'eau que l'on récupère de l'essencier, du distillateur d'huiles essentielles. Les hydrolats ont donc en premier lieu des propriétés thérapeutiques similaires à celles de l'HE de la plante distillée. Mais des propriétés très atténuées, les particules aromatiques ne sont pas toutes solubilisées dans l'eau, on en retrouve seulement une petite quantité.

On peut donc utiliser facilement cette eau pour les soins des bébés, des enfants, des personnes sensibles aux H.E, allergiques, les déséquilibres émotionnels, le soin des animaux domestiques, car l'eau florale a très peu de contre-indication.

L'autre particularité qu'a ce soin, est la fabrication du masque, devant la personne. A base d'argile (blanche, rose ou rouge), d'huile essentielle, hydrolat et huile végétale bio première pression à froid. Ce masque sera élaboré selon le bilan de la peau établi au préalable.

On finira par un massage du visage. Le tout sera accompagné d'un coaching personnalisé sur les gestes, méthodes et actifs à choisir.

Comme il est décrit dans ce livre, tout passe par des émotions, des ressentis. Plus on est détendu, paisible, serein, moins notre peau parait fatiguée, terne, ridée.
Après cette consultation votre peau est nettoyée, les pores sont resserrés avec une peau saine, purifiée, débarrassée de toutes pollutions et traces de nervosités. Les odeurs auront non seulement agit sur le spycho-émotionnel, mais également sur les capteurs nerveux de la peau. Une peau douce avec un teint lumineux et naturel pour quelques jours.
Il suffira d'introduire dans son rituel quotidien de soin, les mêmes odeurs, qui ont su détendre votre peau et votre âme, ou vous redonner l'énergie attendue et vous retrouverez quasiment les mêmes résultats. Vous vous rappelez, la mémoire des émotions.

Quelques fragrances agissant sur le mental pour l'olfactif.

La cannelle : remonte le moral

Cette odeur « sucrée », nous rassure et nous apaise en cas de stress. Certains affirment même que cette épice leur remonte le moral. Parallèlement, l'odeur de la cannelle serait efficace pour favoriser la concentration.

La menthe poivrée : anesthésie la douleur

Avec son parfum rafraîchissant et légèrement piquant, la menthe apparaît comme un excellent stimulant à la fois pour le corps et pour l'esprit. Pour se préparer à des compétitions, certains sportifs de haut niveau seraient d'ailleurs plongés dans des « images olfactives » en respirant des essences aromatiques à base de menthol ou de

camphre ; le but étant de les aider à se concentrer voire à oublier la douleur physique.
La bonne idée : en conserver un flacon sur soi, à respirer en cas de coup de fatigue ou de maux de tête.

La lavande : aide à se relaxer

Les propriétés apaisantes de la lavande sont bien connues : les aromathérapeutes la conseillent diluée dans une huile végétale pour pratiquer un massage calmant sur des enfants excités (à partir de 3 ans). « *La variété officinale de cette lavande contient des molécules calmantes du système nerveux. Elle a un côté guérisseuse de l'âme* », confirme Pauline Dumail.

Le café : améliore les performances

Son odeur rassure, réchauffe et réconforte. Ce breuvage a des qualités parfois insoupçonnées mais scientifiquement prouvées. Des travaux, parus en 2018 dans le Journal of Environmental Psychology, ont révélé que l'odeur du café pouvait aider à résoudre des questions compliquées.
Pour cette étude, deux groupes d'étudiants qui se préparaient pour un test international reconnu ont été mis à l'épreuve. Le groupe qui a passé l'examen entouré d'une puissante odeur de café a beaucoup mieux réussi que celui qui se trouvait dans une pièce non parfumée. Etonnant !

La vanille : développe l'empathie

C'est l'odeur rassurante par excellence. Un effluve généralement apprécié pour sa douceur et « pro-sociale », liée à l'attachement. D'ailleurs, certains services de néonatologie l'utilisent pour apaiser les apnées du sommeil des nouveau-nés (à Strasbourg et à Londres notamment).

Le citron : redonne de l'énergie et assainit l'atmosphère

« *C'est une essence bon marché, qui n'est peut-être pas "noble", mais d'une efficacité redoutable* ». Son odeur fraîche et acidulée nous plonge dans un environnement estival et nous redonne de la vitalité. Aussi, en cas de fatigue, il est conseillé d'en diffuser quelques gouttes dans l'air via un appareil dédié : en plus du coup de fouet, l'huile essentielle de citron assainira l'atmosphère.

Remerciements

Je remercie ma maman, comme toujours, qui me soutient dans tous mes projets, et qui a pris du temps pour me relire.

Je remercie mon amie Sophie, qui a bien voulu lire au fur et à mesure mes chapitres, dans un contexte pas facile ainsi que mon ami depuis toujours, Olivier, qui a fait un travail remarquable dans la correction.

Je remercie toutes mes clientes depuis 14 ans, qui sans elles, je ne serais rien.

Je remercie mes deux ados, qui croient en leur maman en toutes circonstances.

Et enfin, merci à vous qui m’avez lu …

FSC
www.fsc.org
MIX
Papier | Fördert
gute Waldnutzung
FSC® C083411

Kolibri 360 GmbH
Ferdinand-Jühlke-Straße 7
99095 Erfurt, Deutschland
produktsicherheit@kolibri360.de

Druck:
CPI Druckdienstleistungen GmbH
im Auftrag der
Kolibri 360 GmbH
Ferdinand-Jühlke-Str. 7
99095 Erfurt